Im Fühlen leben

~ lass Dich sinken ~

Peter vom See

Aufs Leben einlassen

Aufs Leben einlassen

- Schritte ins Wohlfühlen -

Sich wohl-zu-fühlen ist einfach,
doch kann´s beschwerlich sein
die Hürden dahin zu nehmen.

Leben ist einfacher als du denkst,
gönn Dir jeden Tag ein paar Minuten,
dies soll es erleichtern:

fühlend lebe

Hab Zeit

Dein Alltag mag mit vielerlei Dingen überhäuft sein, deshalb muss oft hinten anstehen was eigentlich Vorrang hat. Doch hab Acht, denn schnell verlierst du dich selbst dabei.

Keine Zeit haben - doch, Du kannst sie dir nehmen. Wer mag dir das Ausreden. Nur Zeitdiebe stehlen den freien Ausdruck. Kannst du sie da sein lassen wo sie sind – um Zeit für Deine LEBENSWERTE zu haben?

Entscheide – es macht Falsches offensichtlich und führt letztlich bessernde Möglichkeiten herbei. Hab nur Zeit damit wach und einfühlsam umzugehen. Eben auf DICH besinnend, um Dich zu leben.

Auch Dich sehen

Deine Erziehung, sie möchte dir weißmachen zuerst an anderer Sorgen zu denken. So reibst du dich *gern* auf, bis du müde wirst und vergessen hast, dass Du auch noch da bist...

Denn ja, DU bist es, der oder die wichtig ist. Dein Wohlbefinden, wie geht es Dir?(!) - sinke dazu in den Bauch, sieh einmal mehr in dein Herz und sogar in die Seele hinein.

Wenn´s dir schlecht, doch danach wohler geht, hat sich diese Einsicht doppelt gelohnt; denn es zeigt auch anderen was Dir neuen Auftrieb gab und gibt.

Diese tiefe Zuversicht schenke Dir.

Würde und Wert

Bist du dir dessen gewahr? Zutiefst beachte und achte Dich. Vielleicht hast du gerade da Bammel vor. Denn was ist es das sich in Dir verborgen hält? ...

Gutes und Ungutes, das macht im Zweifel unsicher und zu schaffen. Sorgt gar für Unruhe und Probleme, die du sooft im Außen wahrnimmst.

Es möge aufhören, damit der gute Lebensteil wieder hervortritt - denn dieser liegt dahinter verborgen.

Immer also wenn du unzufrieden bist, es allzu deutlich verspürst, sei besonders Gut zu Dir. Gerade dann bist du gehalten: um zu verwandeln was unleidig mit dir. Dein allergrößter Lohn der Früchte trägt...

fühlend lebe

Sei DU ~ Sei Hier

Wenn du weiter hin und her rennst, bist du anfällig für Ablenkungen, so vergeudest du unnötig Lebens- und Geldenergie und Zeit, für Allerlei was sich vor Dir wichtigmacht.

Gerade wenn du nervös oder zweifelnd wirst, bleib erstrecht stehen und sei nah bei Dir. Bemerke was Deines ist, und was ebennicht zu dir gehört.

Mit dieser Selbstbetrachtung wächst auch dein ureigenes Gefühl - es wird sich langsam in deinem Umfeld und den Umständen spiegeln. Denn immer zeigt das Innere auf das Äußere...

fühlend lebe

Erkenne Dich...

Da magst du einiges als beängstig-
end, traurig oder wütend, anderes
als gewöhnlich oder lächerlich
empfinden. Siehst du dich s☹, sei
nur ehrlich mit dir?

Woran mangelt es dann? Wohin
magst du gehen... ja *was* ist es das
DU willst? Sei auch hier ehrlich.

In Ruhe und Stille bes☺nnen fühle,
nimm wahr was es ist. Je klarer dies
hervorkommt, umso gezielter lässt
sich mangelndes Befinden ver-
ändern und umkehren was unwahr;
dich mehr beständigen Boden
finden. Um letztendlich Dich und
deinen Alltag wieder zu beleben.

Bleib bei Dir

Es gibt bei Leibe viel was immerzu ablenken will. Dann wirst du erneut verwirrt und es macht dich wieder unsicher. Es sei ein Alarmzeichen, dass du dich noch an *falschen* - inneren und äußeren - Orten aufhältst, dein ureigenes Lebenspotenzial entgleitet dann.

Was dich also wegdrängt, im Dableiben – im mutigen Hindurchgehen – gewinnst du Klarheit und was du verloren glaubtest.

Somit wirst du mehr und mehr mit Dir vertraut, du wächst und wirst gar machtvoller. Sodann bist du dem Leben gewachsen. Und du kannst dich freuen auf Das was noch kommt...

fühlend lebe

Deine Urnatur
~ Wohlfühlen

Kehr zurück IN DICH, wann immer du dich unwohl fühlst und Bedarf verspürst deine Wohlfühlnatur zu *ent-decken;* diese hervorzuholen, auch wenn´s eine Weile dauern mag.

Öftermal sei darum still und horche – es mag leise Zeichen geben, die dich bemerken lassen was Du tun kannst oder ablösen musst, um danach leichteren Wegs zu gehn. Denn:

Hinter jedem Unwohlen steckt das Urgefühl des Wohls. Wenn du´s freilegst, richtet sich alles Alltagsleben darauf aus – zu deinem echten Wohlgefallen.

Ersehne und erlebe dies...

IN DIR

verbinde dich und fühle dich verbunden.

Im Inneren deines Menschwesens kann neues Leben entstehen, wenn du deine Aufmerksamkeit darauf richtest.

Denn im Da-Sein ist LIEBE, sie gibt dir KRAFT und schließlich mehr FREUDE zum LEBEN.

Erinnere Dich

Stets bringt dein Leben
die Ergebnisse des Innern hervor;
alsdass es dich darin unterstützt,
wie sehr du wieder leben magst.

Zur täglichen Übung...

Je mehr Verwendung es findet,
desto mehr Nutzen wird es bringen.

Dazu lass Dich sinken,
geh nur in Dich, in Geist und Seele
und nimm wahr:

Eine Antwort bist Du selbst

Wenn Dich etwas interessiert oder bedrückt,
dann gehe zuerst nach Innen und warte...
solange bis Du eine Antwort erhältst ~
danach folge ihr beherzt und Du
wirst weiterkommen.

fühlend lebe

Verbinde Dich

Pflege diese Verbindung,
wie du Dein Gesicht pflegst,
und Du kannst niemehr fehlgehen.

fühlend lebe

Fühle

Was suchst Du...
horche und fühle, frage ehrlich in Dich hinein,
nimm Dir Zeit, spüre und atme einfach...

fühlend lebe

Was bewegt Dich?

Lass fließen was
gerade hochkommen mag...

trau Dich, spüre wie verhärtete
innere Brocken schwinden...

danach geht´s Dir besser
und Dein Alltag beginnt
sich zurechtzurücken.

fühlend lebe

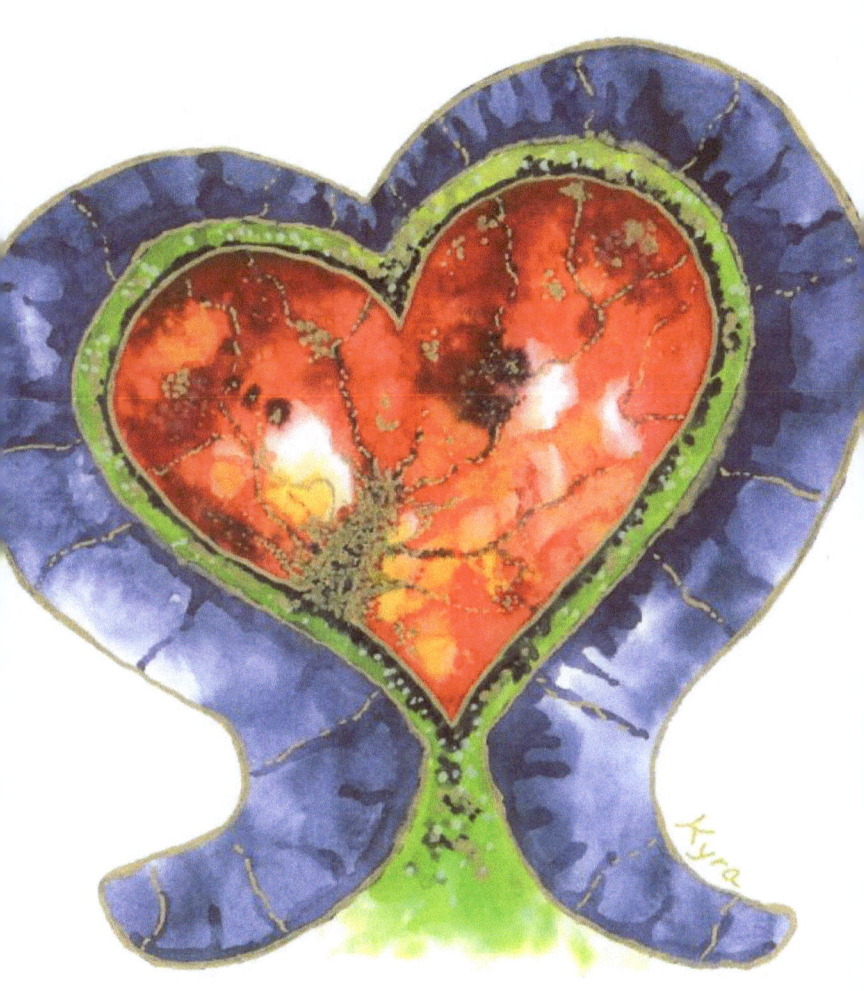

Bild: Heilung der Emotionen

fühlend lebe

Werde sicher

Du willst sicher und geborgen sein,
Du willst dich lebendig fühlen
und Dich umsorgt fühlen,

fühle es nur... es entlastet Dich.

Alles ordnet sich

Alles ist schon in Ordnung,
wüte oder weine,
wenn Du´s nicht spürst...

rüttle es so wach,
Deine innigste Sehnsucht erreicht es.

fühlend lebe

Komme zurück

Komm dahin zurück ~ ins Gefühl...
spüre, ja fühle Dich.

fühlend lebe

Lass los

Wohin willst Du,
wo Du auch stehst und gehst,
lass Deine Sorgen und Lasten fallen,

lasse sie einfach los... atme sooo auf,
damit mehr Neues entstehen kann.

fühlend lebe

Erschaffe

Geh weiter und tiefer als je zuvor,
alles kam und kommt aus Dir...

was immer Du wünschst,
hol es aus Dir.

fühlend lebe

Nimm es an

Alles findet Dich schon,
es findet immer dahin wo Du bist,
nimm es als Geschenk und
lebe wohlauf damit.

Erlaube

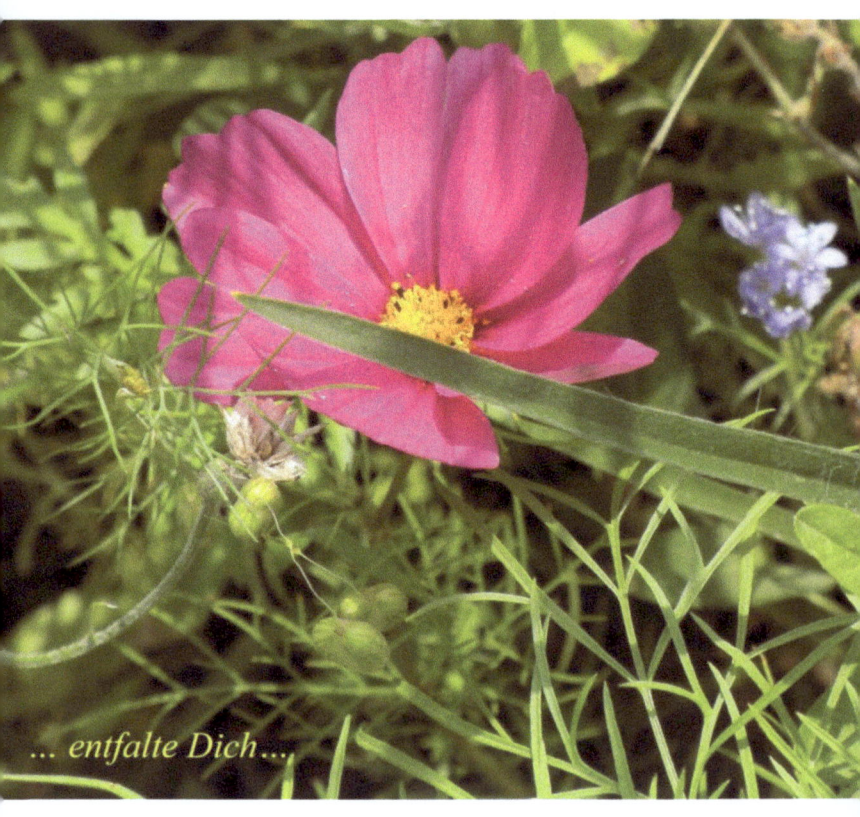

... entfalte Dich ...

fühlend lebe

Vertraue

Nutze alles WISSEN
welches in Wahrnehmungen und leisen
Gefühlsregungen sich Dir zeigt und entblättert,
so wirst Du sicher in allem Leben
und Erleben.

fühlend lebe

Sei sicher

Jede Angelegenheit
hat einen wahren Kern.
Sobald Du ihn emotional erkannt,
werden Probleme aller Art aufgelöst.

fühlend lebe

... auf Deinem Weg

*Deine neugewonnene Würde erzeugt aufrichtiges
Handeln in Menschlichkeit und Freude,*

*es erschafft Perspektiven und sorgt allezeit für
passende Teil- und ganze Lösungen.*

fühlend lebe

Grundbausteine fürs Leben:

1. Grundbaustein:

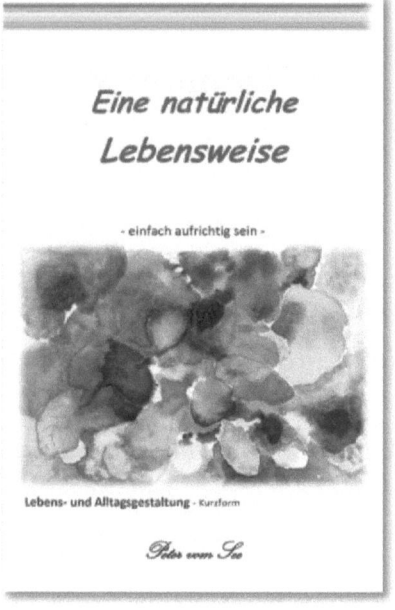

Eine natürliche
Lebensweise

- einfach aufrichtig sein -

Lebens- und Alltagsgestaltung - Kurzform

Peter vom See

ISBN: 978-3-7392-1476-4

15,- €

Lebenswissen durch jahrelange Erfahrung vereinfacht.

Erster Lebensbaustein zum leichtverständlichen Einstieg und natürlichem Lebensumgang.

fühlend lebe

2. Grundbaustein:

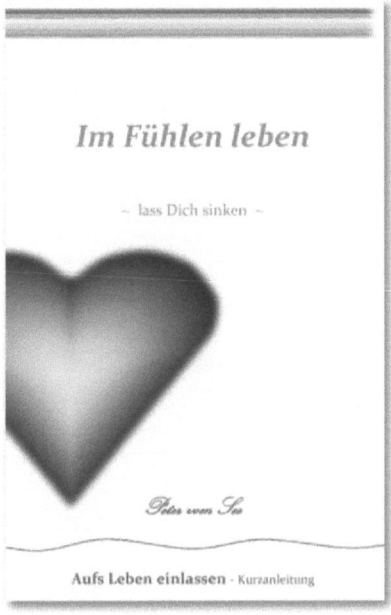

ISBN: 978-3-8423-3060-3

5,- €

Eine Besinnungspause einlegen und wieder lebendig werden - Kurzform.

Zweiter Lebensbaustein zur täglich-inneren Anwendung.

fühlend lebe

3. Grundbaustein:

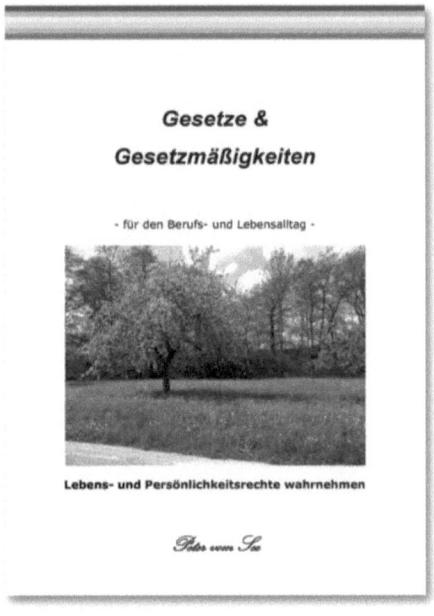

ISBN: 978-3-8423-2981-2

13,- €

Immer schon dagewesene Persönlichkeits- und Lebensrechte.

Dritter Lebensbaustein im entwickelbaren Recht- und Selbstverständnis.

fühlend lebe

Im Fühlen leben ~ lass Dich sinken

- Schritte ins Wohlfühlen.

2. Grundbaustein fürs Leben

entstanden Winter 2015

2. Ausgabe Winter 2018/19 © Peter vom See

Kunst- und Energiebild **Kyra:** Heilung der Emotionen

Bildfoto Kyra & Peter: Entfalte Dich

ISBN: 978-3-8423-3060-3

5,- €

Herstellung und Verlag:
Books on Demand GmbH, D-22484 Norderstedt

fühlend lebe

Weitere **Silberspuren eines Wegs**

auf www.liebe-kraft-freude.de

fühlend lebe

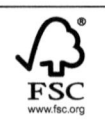